Docteur P. BESINS

DE

L'ECZÉMA DU CUIR CHEVELU

CHEZ L'ENFANT

COMPLIQUANT OU SIMULANT LA TEIGNE

MONTPELLIER
IMPRIMERIE CENTRALE DU MIDI
(HAMELIN FRÈRES)
—
1896

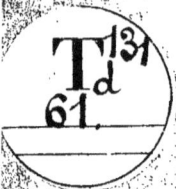

DE

L'ECZÉMA DU CUIR CHEVELU

CHEZ L'ENFANT

COMPLIQUANT OU SIMULANT LA TEIGNE

Id ^{131}
$_{61}$

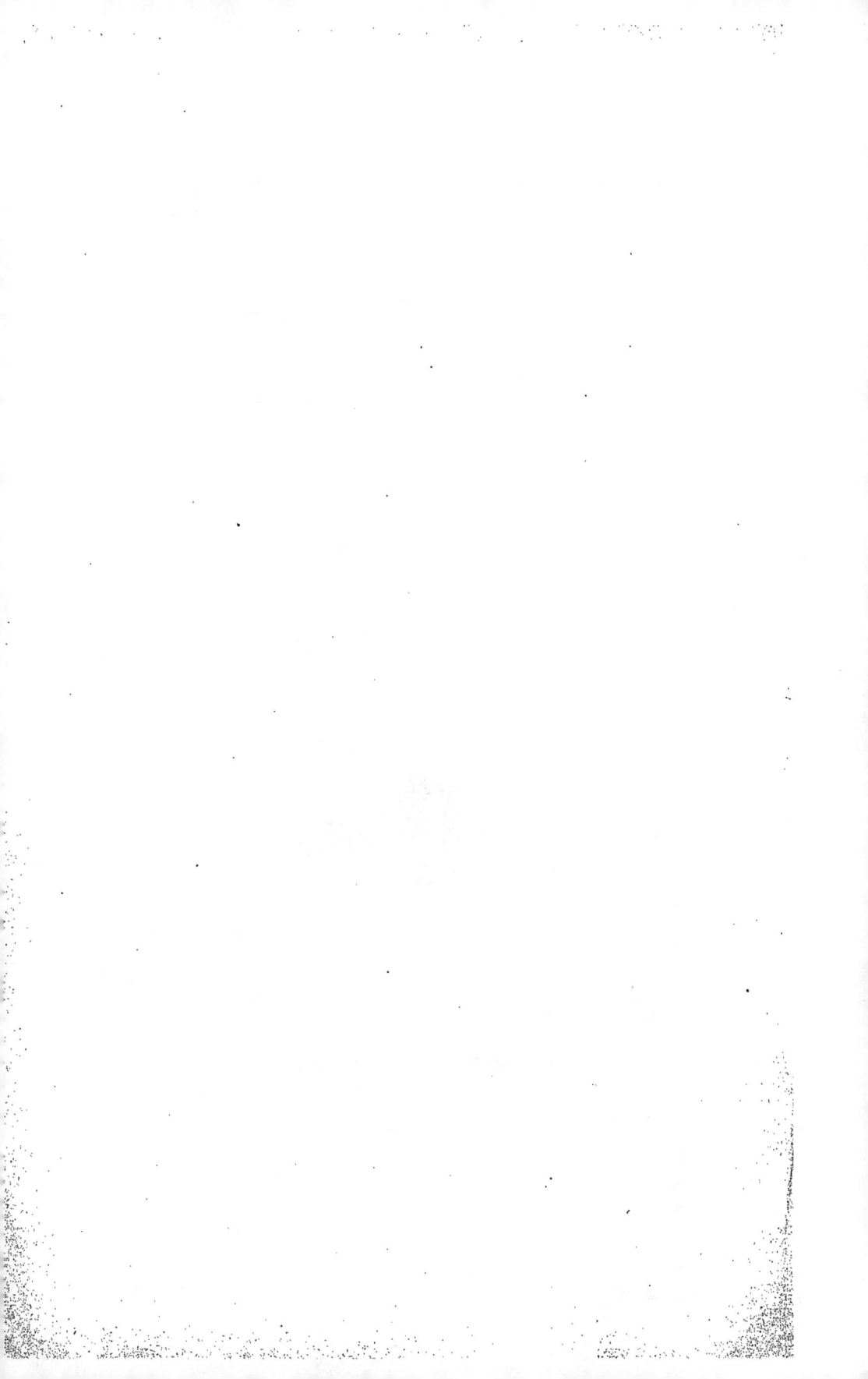

DE

L'ECZÉMA DU CUIR CHEVELU

CHEZ L'ENFANT

COMPLIQUANT OU SIMULANT LA TEIGNE

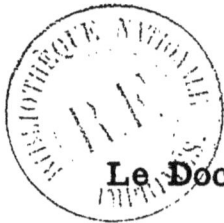

PAR

Le Docteur P. BESINS

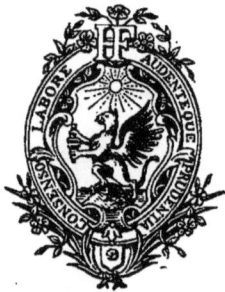

MONTPELLIER
IMPRIMERIE CENTRALE DU MIDI
(HAMELIN FRÈRES)

—

1896

A MON PÈRE ET A MA MÈRE

Témoignage de reconnaissance.

A TOUS LES MIENS

A MES AMIS

P. BESINS.

INTRODUCTION

Depuis que la nature parasitaire des teignes a été nettement reconnue et est définitivement admise, l'épilation est
devenue la condition première de tout traitement rationnel
de ces affections du cuir chevelu. Cette épilation bien pratiquée (et il n'est pas de service de clinique infantile où les
teigneux n'aient à leur disposition un opérateur soigneux et
expert) ne donne lieu dans la majorité des cas à aucune complication sérieuse, car on ne peut mettre au rang des complications la rougeur érythémateuse qui lui fait souvent suite,
pas plus que les dermites légères caractérisées par des collections purulentes sans importance et de guérison d'ailleurs
fort rapide.

Exceptionnellement, toutefois, pour employer l'expression
des épileurs, *les têtes saignent* et des hémorragies souvent
assez abondantes viennent obliger à suspendre pour un temps
assez long l'épilation et enrayer ce mode de traitement dont
l'efficacité n'est plus à signaler.

Ce sont précisément ces difficultés apportées au traitement qui ont attiré, sur ces cas spéciaux, l'attention de M. le
professeur agrégé Baumel et l'ont engagé à en faire une
étude approfondie.

Que se passe-t-il en somme et quelle peut être la cause de

ces anomalies dans le cours d'une affection le plus souvent normale et uniforme dans ses allures ? Ne s'agit-il pas d'une dermatose surajoutée? Quelle est la nature de cette dermatose et, cette nature reconnue, existe-t-il des raisons capables d'expliquer son éclosion chez tel sujet plutôt que chez tel autre ? Quelles sont ces raisons? Autant de problèmes différents à résoudre et à la solution desquels l'observateur consciencieux et éclairé qu'est M. le docteur Baumel, a apporté toute sa compétence. De ses observations et de ses recherches, M. le docteur Baumel a cru devoir conclure, dans ces cas anormaux, à la coexistence de la teigne et d'un eczéma de dentition tel qu'il l'a dénommé et si bien décrit dans des leçons antérieures.

Il nous a paru intéressant, sur les conseils de ce maitre, de reprendre ses études à cet égard et d'en faire le sujet de notre thèse inaugurale.

Ce faisant, nous n'avons eu d'autre but que d'attirer l'attention du clinicien sur des cas analogues à ceux qui font l'objet de nos observations et que, n'ayant trouvé signalés nulle part, nous avons jugés insuffisamment connus.

Nous nous proposons donc dans ce modeste travail, après un historique succinct des teignes, de rappeler plutôt que de décrire les caractères objectifs que présentent les différentes variétés de cette dermatose, en insistant plus particulièrement sur le favus, qui est de beaucoup l'espèce la plus commune. Nous dirons également un mot de la fréquence et de l'étiologie pathogénique de ces affections.

Passant ensuite à l'eczéma du cuir chevelu chez l'enfant, nous l'examinerons au point de vue historique et descriptif.

Nous insisterons ensuite sur sa pathogénie et, après avoir dressé un tableau complet des deux dentitions, sur ses relations avec le travail de première et surtout de seconde dentition.

Relatant alors nos observations personnelles, nous montrerons la coexistence des teignes et de l'eczéma du cuir chevelu dans les conditions précédemment établies, leur simulation possible, et par là même nous serons conduit d'abord au diagnostic macroscopique et microscopique, et en second lieu aux conclusions thérapeutiques.

Reportant d'ailleurs, toute la valeur de l'idée et des recherches consécutives à leur véritable auteur, M. le professeur agrégé Baumel, nous n'aurons dans toute cette étude que le seul mérite de l'exposition. Nous jugerons notre minime effort amplement rémunéré, si nous avons pu faire œuvre utile en appelant l'attention du clinicien sur ces cas spéciaux, en le mettant en garde contre les difficultés de traitement, et en lui donnant en tous cas la marche la plus rationnelle à suivre pour mener ce traitement à bonne fin.

Arrivé au terme de nos études, nous considérons comme un devoir d'adresser à tous nos Maîtres de cette Faculté nos remerciements pour les bonnes leçons qu'ils nous ont données, les excellents principes qu'ils nous ont inculqués, pour la bienveillance, enfin, dont ils ne se sont jamais départi à notre égard.

Que M. le professeur agrégé Baumel accepte tout particulièrement l'expression de notre reconnaissance pour la parfaite amabilité avec laquelle il nous a facilité une tâche trop lourde pour nos modestes ressources. C'est, nous ne saurions l'oublier, grâce aux précieux renseignements qu'il nous a fournis ou que nous avons sans cesse puisés dans ses écrits, grâce au concours éclairé qn'il nous a prêté, que nous avons pu mener à bonne fin cette étude.

Nous prions M. Babeau, aide de clinique à l'Hôpital Général, de croire que nous lui tenons le plus grand gré pour la bonne grâce avec laquelle il a bien voulu nous faciliter des examens microscopiques nous intéressant.

Que M. le professeur Hamelin reçoive enfin tous nos remerciements pour l'honneur qu'il nous a fait en acceptant la présidence de notre thèse.

DE

L'ECZÉMA DU CUIR CHEVELU

CHEZ L'ENFANT

COMPLIQUANT OU SIMULANT LA TEIGNE

I

TEIGNES

HISTORIQUE. — La plus profonde confusion règne dans les auteurs grecs ou latins, relativement aux dermatoses du cuir chevelu, et nulle part on ne rencontre une idée nette de ces affections, prises sans cesse les unes pour les autres.

C'est aux Arabes que l'on pourrait rapporter les premières notions précises, puisque Avicenne, Avenzoar, Rhazès, décrivent une affection contagieuse entraînant la chute des cheveux et dont ils reconnaissent deux variétés : l'une humide (eczéma ?), l'autre sèche (teigne ?). Le mot *teigne* se trouve pour la première fois sous la plume d'Étienne d'Antioche qui traduisit vers 1127 les œuvres d'Ali-Abbas, ce qui n'empêche d'ailleurs pas la confusion de se continuer chez les auteurs de la Renaissance, Gordon, Nicolas Florentin, Arnauld de Villeneuve, Guy de Chauliac qui tenta une classification des Teignes.

Ambroise Paré fut le premier à recommander l'épilation. Alibert, plus tard, essaya une classification des Teignes. Mais, malgré les travaux de Mahon jeune, de Plenck et Willan, de Batemann, de Biet, il faut arriver à la découverte du parasite pour avoir de ces dermatoses une notion exacte, et c'est vraiment de cette époque que date l'histoire réelle de ces affections.

En 1837, Schœnlein découvre le champignon du Favus, qu'il nomme *Aïdium*, et que Remak, après lui, désigne sous le nom qui lui est resté de nos jours d'*Achorion Schœnleinii*.

Quelques années plus tard, en 1844, Gruby à Paris et Malmsten à Stockholm, découvraient le parasite de la teigne tondante : *Rhizophyton* ou *Tricophyton tonsurans*.

Puis vint la découverte du *Microsporon Furfur* dans le pityriasis (Eichtedt, 1846).

Toutes ces découvertes successives jetèrent un jour tout nouveau sur la question jusque-là obscure des teignes, et, malgré l'opposition de Cazenave et de ses élèves, la majorité des dermatologistes se rattacha aux idées professées par Bazin, tant sur la nature intime que sur les conditions évolutives de ces dermatoses. De nombreuses classifications sur lesquelles nous n'insisterons pas furent alors proposées ; nous ne retiendrons pour nous y rattacher que celle de Hardy, qui admet trois variétés :

Favus, Tricophytie, Pélade.

DESCRIPTION

Favus. — Comme premier symptôme de cette espèce de teigne, nous voyons apparaître un érythème pilaire plus ou moins généralisé, qui a même fait donner à ce genre le nom de *teigne rouge*. Cet érythème peut d'ailleurs être masqué en partie par la longueur des cheveux et passer inaperçu. Bientôt, au centre des taches érythémateuses, on découvre de petites masses jaunâtres, punctiformes, centrées par un poil. Ces masses, s'élargissant peu à peu, atteignent le volume d'une lentille, de couleur jaune soufre, et arrivent à constituer le *godet favique* caractéristique de cette affection. Ce *godet favique* présente, comme son nom l'indique, une dépression centrale à sa partie superficielle et est concave dans cette partie ; la face qui touche au cuir chevelu est au contraire convexe. Si on enlève délicatement un de ces *godets*, on le voit formé de couches concentriques, dont la coloration passe, en allant du centre à la périphérie, du blanc au jaune. Le *godet* enlevé, la partie dermique découverte présente une dépression cupuliforme un peu humide, quelquefois même exulcérée à la suite de grattages : ces derniers caractères ne sont d'ailleurs que passagers.

Les cheveux perdent leur luisant et deviennent ternes ; leur adhérence diminue et ceux qui tombent sont remplacés par un duvet frisotant.

Les têtes habitées par l'*Achorion de Schœnlein* dégagent en outre une odeur spéciale que l'on a comparée à l'odeur de souris ; de plus, si elles ne sont pas traitées, elles sont rapidement envahies par le parasite dans leur totalité et présentent non pas des plaques, mais de véritables amas de croûtes d'âge différent, passant de la tache jaune péripilaire à un aspect plâtreux plus ou moins pulvérulent. Tels sont succinctement, mais exactement rapportés, les caractères de la teigne favique.

TRICOPHYTIE.— Passons maintenant à la seconde espèce de teigne, plus rare il est vrai, mais aussi importante à connaître, la Tricophytie ou Teigne tondante. Elle est due, avons-nous dit, au champignon découvert par Malmsten, et nommé *Tricophyton de Malmsten*.

Les têtes habitées par ce parasite présentent un plus ou moins grand nombre de plaques arrondies ou ovalaires, de dimensions très inégales. Il est difficile dans bien des cas de fixer les limites de ces plaques, parce que souvent certaines fusionnent avec des voisines de façon à former des zones assez étendues.

Le derme à leur niveau a une teinte d'un gris bleu ardoisé et se recouvre par places de fines squames d'un gris sale.

Les cheveux deviennent ternes, friables, cassants, et, comme le plus souvent ils se cassent à quelques millimètres à peine de leur émergence, ils donnent au doigt la sensation d'une barbe un peu forte et ancienne de deux ou trois jours.

PELADE. — Il est fort rare d'observer cette affection à la période de début, qui est marquée par du prurit, par de la perte du poli et de la souplesse des cheveux, par un œdème léger du cuir chevelu.

En général, lorsqu'un malade réclame des soins, la dermatose est bien constituée et l'on voit alors la tête recouverte de plaques d'inégale grandeur, disséminées un peu partout, dont la partie centrale est glabre et à teinte d'ivoire. Les cheveux qui avoisinent ces plaques ont perdu leur poli ; ils sont *sidérés*, *cadavérisés* (Besnier) et s'arrachent avec la plus grande facilité.

Ces caractères objectifs des teignes sont loin d'être suffisants dans la majorité des cas pour distinguer et différencier de façon certaine ces affections. C'est parfois seulement à l'aide du microscope que l'on peut affirmer l'existence des teignes d'abord, et reconnaître ensuite l'espèce de teigne en présence de laquelle on se trouve. Aussi devons-nous, pour être complet, indiquer en quelques mots la technique à employer pour cet examen microscopique, ainsi que les caractères propres de l'*achorion* ou du *tricophyton* vus sous le champ de l'instrument.

Après avoir enlevé, sur une tête se présentant avec des croûtes, quelques-unes de ces croûtes, puis, à l'aide de la pince épilatoire de Bazin, quelques cheveux, on plonge ces croûtes et ces cheveux dans un mélange à parties égales d'alcool et d'éther, dans le seul but d'enlever en les dissolvant les matières grasses. Puis, après un séjour de deux ou trois minutes dans ce mélange, on enlève croûtes et cheveux pour les porter dans un bain de potasse à 40 ou 50 pour 100, et on les laisse environ cinq minutes dans ce bain, afin de bien ramollir toutes ces parties. On opère dans le bain même la dissociation et, recueillant les fragments, on les porte avec une aiguille fine sur une plaque de verre. On les recouvre d'une lamelle, on les fixe, et ces préparations sont alors prêtes à être mises sous le champ du microscope.

Si l'on se trouve en présence de la teigne favique ou favus caractérisé par l'*achorion de Schœnlein*, on voit du mycélium se présentant sous forme de tubes flexueux ramifiés ou en fourche à étranglements régulièrement distribués et aussi des spores arrondis ayant une dimension de 5 à 8 μ.

Les cheveux laissent voir ces mêmes spores, soit disposés en grappes et appendus à leurs parois, soit dissociant par leur pénétration leurs éléments constitutifs.

Si c'est, non plus au favus, mais à la tricophytie que l'on a affaire, on reconnaît le *parasite de Malmsten* aux caractères suivants : le mycélium est composé de tubes longs, flexueux, ramifiés à intervalles fort inégaux et fort espacés ; les spores ont une forme plutôt ovalaire, ils réfractent très fortement la lumière et sont d'un diamètre plus petit, 5 à 6 μ. Quant aux cheveux, l'extrémité de leur gaîne est *pénaillée* en forme de balai et parsemée de spores et de sporules.

S'il existe pour la pelade un parasite spécial, il n'a pas encore été isolé et nous n'avons par conséquent pas à nous en occuper dans cette étude.

ÉTIOLOGIE.— FRÉQUENCE.— En ce qui concerne l'étiologie du favus et de la tricophytie, nous invoquerons la contagion au premier chef : contagion d'homme à homme, à l'école, dans la rue, dans les jeux d'enfants, par changement de coiffure, etc., etc., contagion d'animaux à l'homme, les chats et les rats étant plus particulièrement atteints. Nous incriminerons, au point de vue du développement surtout, la malpropreté, le défaut de soins hygiéniques corporels, la négligence coupable en somme sous tous les rapports, des parents à l'égard des enfants.

Pour ce qui est de la pelade, dont la nature parasitaire n'est pas encore démontrée, nous admettrons la contagion au même titre, car il en existe rapportés partout des exemples indéniables ; nous devons également signaler une certaine influence nerveuse admise par certains auteurs, mais que Besnier refette absolument.

Pour établir la fréquence de ces diverses espèces de teignes, nous nous reporterons à la thèse du docteur Delassus, présentée il y a quelques années devant cette Faculté (1). Nous y voyons rapportées dans leurs détails les statistiques dressées par le docteur Bergeron, de l'Académie de médecine, dans le but de faire en somme une sorte de carte médicale de la distribution des teignes sur notre sol.

De ces statistiques, basées sur l'examen des jeunes soldats dans les divers recrutements français, il résulte que le dépar-

(1) Delassus, Thèse 1893.

tement de l'Hérault est celui qui présente le plus de cas de teignes. Il est bon de faire remarquer tout de suite, pour atténuer le triste privilège dont jouit ce département, et surtout pour rétablir l'exactitude de ces données statistiques, que le recrutement de Montpellier comprend plusieurs communes du département de l'Aveyron et que, par conséquent, ce département peut être incriminé au même titre que l'Hérault.

Quoi qu'il en soit, le Dr Delassus ne reconnaît aucune influence au climat ou à la situation géographique sur le développement des teignes et ne fait jouer un rôle propagateur qu'à la seule contagion, qu'à la seule malpropreté.

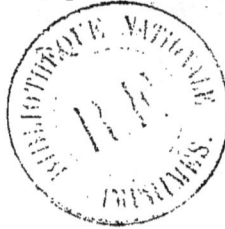

II

ECZÉMAS

Historique. — L'histoire de l'eczéma, à laquelle nous arrivons maintenant, présente, à son origine, tout autant de chaos que celle des teignes. Pour plus de simplicité, nous diviserons cette histoire en trois périodes :

Dans la première, qui va de l'antiquité jusqu'aux travaux relativement récents de Plenck et Willan, nous trouvons signalées, surtout par Celse et Galien, des affections, particulièrement du cuir chevelu, qui, selon les opinions d'Alibert et de Bazin, correspondent nettement au type eczéma, mais auxquelles il n'est point donné d'individualité clinique ou pathogénique. Certaines d'entre elles, considérées comme émonctoires naturels sont, à ce titre, religieusement respectées. Cette croyance erronée a, d'ailleurs encore, disons-le tout de suite, des adeptes dans certains milieux extra-médicaux, où l'on considère comme un crime d'empêcher les « humeurs de sortir », ou d'essayer, tout au moins, de les « faire rentrer ».

Au moyen âge, nous ne trouvons aucun travail original ayant trait à ces dermatoses, et les idées exposées à cette époque ne sont que la simple reproduction des idées anciennes.

C'est à une époque plus rapprochée que remonte, avec Lorry, la dénomination de « croûtes de lait », qu'avec M. le docteur Baumel nous décrirons sous le nom d'eczémas de première dentition.

La seconde période de l'histoire des eczémas commence à Willan (d'Edimbourg). Cet auteur, après avoir saisi les rapports qui unissent entre elles ces diverses dermatoses, et les avoir dégagées du chaos où les retenaient des descriptions confuses, en donne une classification et reconnaît trois genres :

Eczéma Solare ;

Eczéma impetiginodes ;

Eczéma rubrum.

Cette classification rencontre des adeptes dans la majorité des observateurs ; seul, Alibert la combat.

Si nous passons maintenant aux conceptions plus modernes, à ce que nous appelons la troisième période de notre histoire, nous trouvons, à l'égard de la classification et de la nature de l'eczéma, bien des opinions diverses qu'il n'est pas dans le cadre de notre étude d'exposer par le détail.

Qu'il nous suffise de citer les noms de Bazin, Devergie, Hardy, en France, pour ne parler que des principaux ; de Erasmus Wilson et d'Anderson, en Angleterre, de Hébra, Unna, Neisser, en Allemagne, comme s'étant, à tour de rôle, occupés de cette question qui, d'ailleurs, tant au point de vue des formes multiples de l'eczéma qu'à celui des conditions d'évolution étiologique et pathogénique, est encore en litige de nos jours. Nous aurons à revenir sur ces considérations dans une autre partie de ce travail, et n'y insistons pas autrement ici.

DESCRIPTION

Par définition, nous voyons que l'eczéma du cuir chevelu est « objectivement caractérisé par de la dermite, de la rougeur et de l'infiltration du derme, de la vésiculation et de l'exhalation d'un liquide séreux empesant le linge, et, enfin, par de la desquamation épithéliale » (Brocq et Jacquet) (1).

Sur les plaques rouges de dermite, qui sont en effet la première manifestation de cette affection, on voit bientôt apparaître des papules en plus ou moins grand nombre, grosses comme des têtes d'épingles, papules qui se transforment rapidement en vésicules et ne tardent pas, arrivées à leur maturité, à s'ouvrir spontanément. Il survient alors un écoulement séreux, d'abondance fort variable (2). Après une durée relativement courte, cet écoulement cesse et donne, en séchant, naissance à des croûtes généralement minces, mais qui, dans certains cas, peuvent avoir une épaisseur assez notable. Ces croûtes sont, au début, de couleur jaune, mais elles ne tardent pas à pâlir pour prendre une teinte gris sale; elles s'effritent alors et tombent en poussière.

Ces éruptions papuleuses et vésiculeuses, l'écoulement et la dessiccation consécutive, donnent toujours lieu à un prurit intense. Le grattage, surtout chez l'enfant, moins endurant par nature et moins raisonnable, a, comme conséquences, de la cutite, des hémorragies, parfois même des exulcérations, qui guérissent d'ailleurs sans laisser de traces.

Tels sont, esquissés à grands traits, les caractères objectifs de cette dermatose. Si nous suivons maintenant son évolution, nous la voyons rarement uniforme; elle a lieu, au contraire, par poussées successives. Pour expliquer ces poussées, les uns ont admis l'influence de certaines phases lunaires, d'autres l'influence de la menstruation chez les nourrices; ces influences, d'ailleurs, peuvent se résumer en une seule, en raison de leur périodicité commune. Pour M. le docteur Baumel, ces poussées sont en rapport direct avec l'évolu-

---

(1) Brocq et Jacquet, *Précis de Dermatologie.*

(2) Baumel, *Histoire d'une première dentition. — Eczéma de la face et du cuir chevelu chez l'enfant* (*Montpellier Médical*, année 1888).

tion dentaire, et les faits probants, l'observation de tous les jours, sur lesquels il appuie sa manière de voir, nous obligent à la partager entièrement.

ÉTIOLOGIE. — PATHOGÉNIE. — Si nous venons maintenant à l'étiologie pathogénique de l'eczéma, nous trouvons exprimées à cet égard bien des vues différentes, qu'il nous paraît nécessaire d'exposer avant de passer à l'essai pathogénique que nous proposerons nous-même, d'autant que, loin de battre en brèche ces diverses opinions, nous comptons au contraire nous rallier, en partie du moins, sinon en totalité, à celles d'entre elles que la clinique nous semblera corroborer et rendre légitimes.

Nous trouvons en présence deux écoles qui, si elles diffèrent d'avis sur la nature intime de l'eczéma, admettent l'une et l'autre une prédisposition héréditaire : l'école française, dont les principaux représentants sont Bazin et Hardy, l'école viennoise avec Hébra, Unna, Neisser, etc..., etc...

Bazin admet des dermatoses de cause externe, les teignes par exemple, dans la production desquelles la contagion joue le principal rôle, et des dermatoses de cause interne, au nombre desquelles se trouve l'eczéma. Il écrit au sujet de ces dernières :
« Il ne faut pas rechercher la cause de ces dermatoses dans l'état du système cutané, mais dans la nature même de la cause pathologique évoluant au sein de l'économie, cette cause, qu'elle s'appelle scrofule, syphilis, arthritis, herpétis, étant soumise comme l'organisme à des lois d'évolution. De là, coïncidence de l'apparition de ces manifestations aux différents âges de la vie, coïncidence favorisée par les troubles fonctionnels suscités dans l'organisme par la dentition chez l'enfant (gourmes) (1). »

(1) Bazin, article Dermatose (Dictionnaire Dechambre).

Pour cet auteur, en somme, l'eczéma doit être considéré comme la manifestation externe d'un état général héréditaire, la scrofule, état latent et auquel la dentition vient donner le coup de fouet en jouant le rôle de cause déterminante. Nous nous expliquerons plus loin sur cette façon de voir et dirons surtout comment nous comprenons le rôle que la dentition joue vis-à-vis de l'eczéma du cuir chevelu. Hardy et, à sa suite, bon nombre de dermatologistes éminents admettent, comme Bazin, une diathèse héréditaire, mais ils n'ont pas en vue la seule scrofule et, se ralliant aux idées plus modernes sur les maladies par ralentissement de la nutrition (Bouchard), ils ajoutent à la scrofule la liste de toutes ces maladies, prédisposant d'après eux par la rétention même de produits toxiques dans l'organisme.

L'École française en somme, pour résumer d'un mot sa théorie pathogénique de l'eczéma, reconnaît comme cause prédisposante de cette affection l'hérédité sous toutes ses formes, et, comme cause déterminante, l'influence d'agents extérieurs. Ces agents peuvent être : physiques, mécaniques, chimiques, thérapeutiques, toxiques, parasitaires, physiologiques ou pathologiques.

Pour l'École de Vienne, au contraire, la cause réelle et essentielle de l'eczéma, c'est l'inoculation à la peau d'un germe morbide, d'un parasite probablement végétal. Mais cette École revient, elle aussi, à l'idée d'hérédité, puisqu'elle admet que, pour que ce parasite puisse proliférer dans le derme, il faut que ce derme soit un bon terrain de culture, et il le devient par la nature congénitale de la peau (hérédité directe), par des maladies telles que le rhumatisme et la goutte altérant la nature des sécrétions (hérédité indirecte ou transformée).

Seul donc, le point de départ varie pour chaque École, et certes celui de l'École de Vienne serait plus tentant et en tous cas plus en rapport avec les idées modernes, si l'existence même du parasite de l'eczéma venait à être démontrée de façon péremptoire.

Ces notions générales posées, nous laisserons de côté les diverses espèces d'eczémas pour ne parler que des eczémas d'origine nerveuse réflexe, aujourd'hui bien connus, car leur étude nous conduira tout naturellement à la pathogénie que nous proposerons pour les eczémas du cuir chevelu chez l'enfant.

Nous emprunterons d'ailleurs tous les détails relatifs à cette étude à l'excellente thèse du docteur Leloir (de Lille), soutenue en 1881 devant la Faculté de Paris (1).

Il existe, dit cet auteur, un grand nombre d'observations d'eczémas succédant à des lésions de nerfs périphériques (Weir-Mitchell, Duménil) (2).

Duplay et Morat disent qu'il est fréquent de voir des malades atteints d'ulcères perforants du pied, pris de temps à autre d'inflammations érythémateuses et eczémateuses du pied et de la jambe (3). Duplay a signalé, pour son compte personnel, des éruptions eczémateuses qu'il considère comme secondaires à une névrite traumatique chez des amputés (4). M. le professeur Tédenat décrit, dans sa thèse d'agrégation (5), comme complication des gelures anciennes, des poussées d'eczéma parfois persistantes et dépendant, d'après lui, d'altérations du système nerveux périphérique. Arnozan (6)

---

(1) Leloir, *Recherches cliniques et anatomo-pathologiques sur les affections cutanées d'origine nerveuse* (Thèse Paris, 1881).

(2) Duménil, *Gazette hebdomadaire*, 1886.

(3) Duplay et Morat, *Mal perforant*, page 267-268.

(4) Duplay, *Éruptions eczémateuses sur les moignons d'amputés atteints de névrite* (*Union médicale*, 1879).

(5) Tédenat, Thèse d'agrégation, 1880.

(6) Arnozan, Thèse d'agrégation, 1880.

rapporte une observation communiquée par le professeur Brouardel, d'éruption eczémateuse confluente limitée au trajet du radial et consécutive à une contusion de l'épaule. J. Cavafy rapporte, d'autre part, une observation d'eczéma suintant de la face succédant à des névralgies du nerf trijumeau (1).

Le docteur Leloir résume ainsi une observation personnelle : groupe de croûtes et de vésicules d'eczéma siégeant le long de l'implantation des cheveux, le front, la partie supérieure de la face, paraissant avoir succédé à une névralgie de la moitié droite antérieure et supérieure du crâne et de la face.

Passant, après toutes ces relations et constatations personnelles, à la pathogénie de ces affections, le Dr Leloir, après avoir examiné et discuté diverses théories, conclut ainsi : « Dans l'état actuel de nos connaissances, la seule théorie que nous puissions admettre pour expliquer les altérations de la peau que nous avons signalées, est une diminution plus ou moins complète de l'influence trophique exercée par le système nerveux sur la nutrition des tissus. » Cette diminution se fait, soit directement (par destruction des fibres nerveuses ou des centres trophiques), soit d'une façon réflexe, par suppression plus ou moins complète des centres trophiques, « *sous l'influence d'excitation centripète de ces centres* » (Théorie de Vulpian).

Arrivant après toutes ces considérations, sur lesquelles il nous a paru nécessaire d'insister, à l'eczéma du cuir chevelu chez l'enfant, nous nous demanderons si cette dermatose ne pourrait pas, elle aussi, être d'origine nerveuse réflexe et en rapport avec le travail de première ou de seconde dentition. Mais auparavant, un aperçu rapide de l'histoire de ces dentitions, des règles à peu près fixes présidant à la sortie des divers groupes dentaires, définitifs ou non, ainsi que des ex-

(1) *British med. Journal,* juillet 1880.

ceptions les plus fréquentes de ces règles, nous paraît trouver place ici avec d'autant plus de raisons que nous aurons bien des fois, par la suite, à rappeler ces règles ou à invoquer leurs exceptions.

La première dentition commence généralement vers six mois, pour finir à deux ans environ, et l'éruption des vingt dents de lait s'opère suivant un ordre déterminé et à peu près constant. Les dents de la mâchoire inférieure précèdent celles de la mâchoire supérieure, qui les suivent d'ailleurs de très près. Les incisives moyennes sont les premières à paraître, puis viennent les incisives latérales, les molaires antérieures, les canines, et enfin les molaires postérieures. Les molaires antérieures laissent entre elles et les incisives aux deux mâchoires un espace fixe où viennent se loger plus tard les canines.

Le tableau suivant, emprunté au *Traité d'anatomie* de Sappey, donnera d'ailleurs une idée résumée de cette première dentition :

De 6 à 8 mois	les 4 incisives moyennes.
De 7 à 12 mois	les 4 incisives latérales.
De 12 à 18 mois	les 4 molaires antérieures.
De 16 à 24 mois	les 4 canines.
De 24 à 36 mois	les 4 molaires postérieures.

Ces vingt premières dents de lait sont caduques et feront bientôt place à de nouvelles, celles-ci définitives.

La seconde dentition commence par l'éruption des premières grosses molaires qui, d'après Sappey, a lieu vers quatre ans. Pour M. le Dr Baumel, cette éruption a lieu un peu plus tard, à six ans seulement, et cet auteur désigne ces molaires sous le nom de *dents de six ans*. Ces dents de six ans font immédiatement suite aux dents temporaires, et ont même été rangées à tort par quelques anatomistes parmi ces dernières.

L'éruption des dents de remplacement se fait ensuite dans le même ordre que celle des dents temporaires et d'après les données du tableau suivant emprunté au même ouvrage que le précédent :

De 6 à 7 ans. . les 2 incisives moyennes inférieures.
De 7 à 8 ans. . les 2 incisives moyennes supérieures.
De 8 à 9 ans. . les 4 incisives latérales.
De 9 à 10 ans. . les 4 premières petites molaires.
De 10 à 11 ans. . les 4 canines.
De 12 à 13 ans. . les 4 secondes petites molaires.

Les secondes grosses molaires paraissent, d'après Sappey, de douze à treize ans ; pour M. le Dr Baumel, le terme est reculé à quatorze ans, et il dénomme ces dents *dents de quatorze ans*. Signalons enfin, pour être complet, les troisièmes grosses molaires ou *dents de sagesse*, auxquelles M. Baumel assigne comme limite seize et vingt-sept ans.

Il est assez fréquent d'observer certaines modifications dans l'ordre suivant lequel les dents doivent sortir : ainsi, la seconde petite molaire permanente peut sortir avant la canine, dont l'éruption est parfois très tardive ; dans d'autres cas, au contraire, la canine peut précéder la première petite molaire. Mais nous n'insisterons pas davantage sur ces anomalies qui n'ont pas grand intérêt pour nous.

Ces lois d'évolution dentaire posées, si, laissant de côté les accidents généraux que cette évolution peut entraîner, nous ne nous occupons que des accidents locaux, et particulièrement de l'eczéma du cuir chevelu, nous voyons, dès l'abord, que cet eczéma est surtout, pour ne pas dire uniquement, signalé par les auteurs comme venant compliquer seulement le premier travail de dentition. Nous reconnaissons certes sa plus grande fréquence au moment de ce premier travail, mais nous estimons toutefois, avec M. le docteur Baumel, que le travail de seconde dentition passe pour être, d'une manière générale, d'une inocuité trop complète, et qu'en somme ce second travail peut, dans des conditions déterminées, présenter les mêmes complications que le premier.

Si, revenant, après toutes ces considérations qui ont pu paraître un peu longues, mais qui nous ont semblé nécessaires pour la clarté du sujet, si revenant, disons-nous, à la pathogénie étiologique des eczémas de dentition, nous rappelons les conditions évoquées par les divers dermatologistes, nous voyons que pour eux la seule hérédité, les seules diathèses semblent jouer un rôle dans l'éclosion de cette dermatose. Nulle part nous ne trouvons signalée comme possible l'action nerveuse réflexe. Si cependant nous examinons la localisation spéciale de ces eczémas de dentition, nous les voyons occuper le cuir chevelu ou la face, c'est-à-dire la sphère innervé par le nerf trijumeau. Si nous recherchons, d'autre part, quel est le nerf auquel le système dentaire tout entier doit sa sensibilité, nous nous trouvons en présence de ce même trijumeau. Ce double fait ne paraît-il pas digne à tous égards d'attirer et de retenir l'attention ? Passant aux conditions même de développement de cet eczéma, nous le voyons varier de siège, passer de la partie antérieure à la partie postérieure du cuir chevelu, nous voyons du moins les poussées se faire plus fortes dans ces différentes parties, suivant la période d'évolution dentaire, suivant que cette évolution porte sur les dents des groupes antérieurs ou, au contraire, sur celle des groupes postérieurs (Baumel). On a constaté, d'autre part, la persistance de l'eczéma autour des oreilles, c'est-à-dire dans la sphère du nerf auriculo-temporal, tant que le travail de dentition n'est pas complètement terminé. Autant de raisons, toutes anatomiques, qui méritent bien qu'on les prenne en considération et qui militent en faveur de l'origine nerveuse de ces eczémas de dentition.

Il est des raisons d'ordre physiologique et pathologique qui nous paraissent militer dans le même sens. Nous voyons, en effet, que le travail dentaire, douloureux ou non avec son évolution intra-maxillaire, l'éruption de la dent, son évolution extra-maxillaire, doit fatalement s'accompagner d'irritation constante des filets nerveux sensitifs terminaux, et de ce fait nous nous trouvons ramené, disons-le tout de suite, à la conception pathogénique du Dr Leloir que nous rappelons : « diminution de l'action des centres trophiques *sous l'influence d'excitation centripète de ces centres.* »

Les conséquences mêmes de cette excitation centripète seraient contestables si le nerf trijumeau n'était un nerf mixte : or le mâchonnement, les grimaces d'une part, la salivation abondante, d'autre part, qui, surtout chez le jeune enfant, accompagnent l'évolution dentaire, ne sont-ils pas une preuve suffisante de la double action réflexe émanée du noyau central de ce nerf ? Et cette action, nettement constatée sur les glandes salivaires, ne peut-elle au même titre porter sur les glandes dermiques comprises dans la sphère d'innervation de ce même nerf et causer les troubles sécrétoires qui caractérisent l'eczéma ? Que cette action d'ailleurs ait lieu par l'intermédiaire de nerfs sécréteurs spéciaux, de vaso-moteurs ou de toute autre façon, peu nous importe ; il nous suffit de la constater.

Cet eczéma d'ailleurs, et c'est une nouvelle preuve en faveur de son origine réflexe, présente ce caractère particulier de n'être pas uniforme dans son développement. Bien au contraire il se produit par poussées successives, et ces poussées sont précisément en rapport avec le degré d'évolution dentaire. On le voit pâlir très nettement, en effet, sinon guérir, lorsque le travail de dentition semble se suspendre ; il reprend au contraire avec une nouvelle intensité, lorsque ce travail de dentition reprend lui-même, de sorte qu'il est facile d'établir une relation directe entre les poussées dentaires et les poussées d'eczéma concomitantes.

Ces poussées d'eczéma, en outre, ont une durée d'autant plus longue, se montrent d'autant plus rebelles au traitement, que l'évolution dentaire est plus longue et plus difficile. Qu'il s'agisse, par exemple, des canines comme dans notre observation I, et l'on verra quelle ténacité prend la dermatose eczémateuse.

Toutes ces raisons longuement énumérées nous paraissent suffisantes pour faire jouer au travail de dentition le rôle de cause irritante locale, rôle que l'on voit jouer aux cautères, aux vésicatoires, au grattage même, et pour faire en outre de ce travail une cause *occasionnelle* et *localisatrice* de l'eczéma, et cela par action nerveuse réflexe. Ces données nous permettent en somme de rapprocher ces eczémas de dentition des eczémas dont nous avons précédemment rapporté de nombreux exemples et que nous avons signalés comme succédant à des lésions nerveuses soit destructives, soit simplement irritatives.

Est-ce à dire pour cela que cette action réflexe nerveuse soit à elle seule suffisante pour expliquer la production eczémateuse? Certes non, et telle n'est pas notre façon de voir. Nous admettrons donc, avec M. le docteur Baumel, un second facteur que nous appellerons prédisposant et sur lequel nous allons nous expliquer maintenant.

Chercherons-nous ce facteur dans une prédisposition héréditaire, qu'elle soit directe comme la scrofule ou transformée, pourrions-nous dire, comme la goutte, le rhumatisme? Il ne nous appartient pas de repousser d'une façon absolue ces manières de voir qui ont été et sont encore celles de maîtres éminents dont la haute compétence est à juste titre partout reconnue. Qu'il nous soit permis toutefois d'examiner si d'autres conditions ne sont pas susceptibles de rendre tout aussi

favorable le terrain d'évolution de cette dermatose eczémateuse.

Il est d'observation courante que les enfants chez lesquels
se développent ces complications cutanées, surtout au moment de la première dentition, sont précisément les plus
beaux, ceux qui semblent jouir d'une santé plus florissante,
qui enfin, pour employer une expression populaire, *respirent
la santé*. Or, chez ces enfants, cette santé exubérante n'est-
elle pas plutôt apparente que réelle ? Cet embonpoint, cette
bouffissure, ne tiennent-ils pas surtout à une surabondance
de lymphe gorgeant les vaisseaux lymphatiques et donnant
aux glandes, par le fait même de cette réplétion, une suractivité fonctionnelle considérable, si bien que le professeur Potain a pu écrire : « L'enfance est l'âge où les ganglions
lymphatiques, normalement plus actifs pour faire face à
l'activité plus grande des phénomènes de nutrition, sont
les plus enclins à l'hypertrophie. A cet âge, il est peu de
sujets qui ne participent plus ou moins au tempérament dit
lymphatique. Chez eux, l'abondance de tissu cellulaire et
une sorte d'exubérance des sucs nutritifs qui l'imbibent
donnent aux chairs une consistance molle. Les ganglions
sont gros, ils ont surtout tendance à se tuméfier sous l'influence d'irritations très légères ou même d'excitations purement physiologiques. Les plaies suppurent, guérissent
lentement, bourgeonnent beaucoup. Enfin, on pourrait dire
que le système lymphathique, fonctionnant avec une sorte
de suractivité au détriment du reste de l'organisme, est
disposé à réagir avec excès. »

Or, n'est-ce point précisément cette exubérance qui se fait
jour dans l'eczéma, à la suite « *d'une excitation purement
physiologique* », l'évolution dentaire ? Ne trouve-t-on pas
une confirmation de ce fait, dans le phénomène nettement
décrit par divers auteurs et signalé à trois reprises par M. le

docteur Baumel dans son « Histoire d'une première dentition » (1), d'une maladie intercurrente survenant dans le cours d'un eczéma et amenant, sinon la disparition définitive de cette dermatose, du moins un temps d'arrêt dans son évolution? Nous appliquerons à ce phénomène que les anciens expliquaient par la métastase, l'aphorisme hippocratique connu : « *Duobus laboribus simul obortis vehementior obscurat alterum* », et considérerons la maladie intercurrente comme capable à elle seule d'assurer l'élaboration des sucs nutritifs en excès, quelque voie d'ailleurs que cette maladie choisisse pour cette élaboration.

L'enfant dit lymphatique, nous paraît donc réunir, de par son seul tempérament, les conditions nécessaires, sinon suffisantes pour faire les frais d'une évolution eczémateuse et sans qu'il soit absolument nécessaire d'admettre chez lui une prédisposition héréditaire quelconque que nous ne voulons point, nous y insistons, systématiquement repousser, mais qu'il ne nous paraît pas néanmoins possible de reconnaître avec Bazin, soumise comme l'organisme à des lois d'évolution. En première ligne, comme cause déterminante et localisatrice, nous incriminons le travail de dentition, puis le lymphatisme comme cause adjuvante, et nous admettons enfin, que ces causes réunies agissent avec plus d'efficacité chez les prédisposés.

Et encore ne pourrait-on se demander si chez ces enfants, que tout jeunes l'on a vus eczémateux, que plus tard on retrouve tuberculeux, par exemple, et chez lesquels on considère l'eczéma comme la caractéristique d'un terrain prédisposé, ne pourrait-on se demander, disons-nous, si chez ces enfants l'eczéma n'a pas pu précisément servir de porte d'entrée au bacille tuberculeux.

(1) Baumel, *Montpellier médical*, 188.

Cette façon d'envisager la question pourrait, en tous cas, concilier des opinions différentes et elle nous a paru trop intéressante pour être passée sous silence. N'a-t-on pas d'ailleurs trouvé dans les divers examens microscopiques qui ont été faits tant du contenu des vésicules eczémateuses que du liquide suintant, la plupart des microorganismes et ne pourrait-on, au même titre, y trouver à un moment quelconque le bacille de Koch venu du dehors ? Mais nous le répétons, nous n'avons voulu qu'indiquer ce problème, sans avoir la prétention de nous attarder autrement à sa solution.

MARCHE. — DURÉE. — TERMINAISON. — La marche de ces eczémas de dentition peut être aiguë, quoiqu'elle soit le plus souvent chronique d'emblée, et cette chronicité, entrecoupée par une série de poussées successives, est en rapport, comme nous l'avons dit, avec les poussées dentaires. Cette forme chronique est, d'ailleurs la plus intéressante pour nous, puisque c'est elle qui est surtout capable de donner le change et de faire croire, avec ses croûtes d'humidité souvent peu appréciable, à une affection parasitaire. Nous verrons plus loin comment la distinction peut être établie.

Quant à la durée de cet eczéma, il est à son égard nécessaire d'établir une distinction entre le travail de première et celui de seconde dentition. Le travail de première dentition est relativement court, puisqu'il dure à peine deux années ; celui de seconde, au contraire, est fort long puisqu'il commence de cinq à six ans pour ne se terminer quelquefois qu'à quinze ou seize ans. Il dure en somme une moyenne de huit années. L'eczéma qui accompagne ce second travail aura donc lui-même une plus longue durée ; il pourra présenter des périodes d'accalmie, suivant que le travail dentaire sera actif, mais on ne doit compter sur la disparition complète de cet eczéma que lorsque le travail de dentition sera lui-même parachevé. Toutes ces propositions vraies, et vérifiées dans leur ensemble, n'ont d'ailleurs rien de parfaitement absolu et peuvent dans bien des cas ne se trouver que partiellement confirmées.

III

Ces eczémas du cuir chevelu chez l'enfant dont nous avons longuement étudié les caractères et la pathogénie peuvent, avons-nous dit, compliquer et parfois simuler les teignes. Nous ne croyons mieux faire, pour donner de ces complications ou de ces simulations une notion exacte, que de rapporter dès l'abord par le détail les observations qui montrent ces complications ou ces simulations dans toute leur netteté ; ce sera, croyons-nous, la meilleure façon de les bien décrire.

Observation I

(PERSONNELLE)

(Recueillie à la clinique des maladies des enfants, dans le service de M. le professeur agrégé Baumel)

Marcelin D..., âgé de onze ans.

Cet enfant est entré dans le service des Teigneux, à l'Hôpital Général, il y a cinq ans.

Inscrit à son entrée sur les registres du service comme *favique*, il est traité comme tel. Le traitement par l'épilation et la pommade au turbith minéral à 4/30, a pu, pendant un certain temps, avoir lieu sans encombre, et l'aspect de la tête demeurait normal.

Il y a trois ans environ, cet aspect a changé ; le cuir chevelu a pris une teinte uniformément rouge, et est devenu humide et suintant. A dater de ce moment, l'épilation a été de plus en plus difficile, et force même a été de la suspendre, à cause de l'écoulement de sang qui l'accompagnait. On n'a pu la reprendre depuis cette époque.

L'enfant dit que c'est vers l'âge de huit ans, qu'il a commencé à perdre des dents, il a même été frappé de ce fait dont il n'était pas prévenu. Il est donc probable que c'est à huit ans (il y a trois ans, puisque l'enfant a maintenant onze ans), qu'a commencé chez lui le remplacement des dents de lait.

Lorsque nous voyons Marcelin D... pour la première fois, le 10 juin 1896, voici ce que nous constatons :

Etat de la tête. — Le cuir chevelu a une teinte uniforme et rouge, qui s'étend en calotte en avant sur le front jusqu'à la naissance des cheveux ; sur les parties latérales, elle descend à peu près également jusqu'à 2 ou 3 centimètres des oreilles ; en arrière, elle va jusqu'au tiers inférieur environ. Ce cuir chevelu est, en outre, humide et suintant.

Au vertex de la tête, sur une plaque grande environ comme la moitié d'une paume de main d'enfant, nous remarquons comme une série d'îlots dénués de cheveux. A leur niveau, le cuir chevelu est rouge, mais peu suintant. Dans les points qui séparent ces îlots et où les cheveux sont conservés, on voit ces cheveux entourés à leur émergence de petites bulles arrondies, jaunâtres, à peine translucides, ayant la dimension, les plus petites d'une tête d'épingle, les plus grosses d'une lentille. Certaines de ces bulles comme aplaties laissent suinter un liquide séreux. En d'autres endroits, enfin, on distingue des croûtes humides, molles, de couleur jaunâtre.

Aux parties latérales de la tête et aussi au tiers supérieur de sa partie supérieure des bulles ayant absolument le même aspect que celles du vertex, forment un véritable semis ; on en voit, surtout à la partie latérale gauche, presque à l'émergence de chaque cheveu ; mais, au milieu de ces myriades de bulles, on ne constate ni croûtes, ni suintement.

ETAT DE LA DENTITION. — *Mâchoire inférieure.* — Les canines, droite et gauche, pointent.

Mâchoire supérieure. — L'incisive latérale gauche n'est pas à niveau. La canine gauche est sortie d'environ trois millimètres : la première molaire gauche pointe à peine.

A droite, pas d'évolution appréciable, mais il est juste de penser que cette évolution est intra-maxillaire, et que, par conséquent, le travail de dentition est également commencé dans cette partie.

EXAMEN MICROSCOPIQUE. — Après avoir enlevé avec la pince de Bazin des cheveux et des croûtes sur différentes parties de la tête, nous lés portons, après préparation préalable, sous le champ du microscope et ne rencontrons nulle part ni spores, ni mycélium. Nous constatons seulement, au milieu des fibrilles capillaires artificiellement dissociées, un pointillé sombre ne réfractant nullement la lumière, n'ayant point le double contour spécial aux spores, et que, vu la teinte noire des cheveux, nous considérons comme un pointillé de pigmentation.

Le traitement de l'eczéma institué antérieurement est continué : lavages boriqués, application de pommade iodoformée. A l'intérieur, toniques et lacto-phosphate de chaux, en vue de l'évolution dentaire.

15 juin. — La tête paraît, d'une façon générale, moins humide ; à la partie supérieure et médiane les croûtes sont plus sèches. Sur les parties latérales, les bulles que nous avions signalées le premier jour ont disparu et fait place à des croûtes humides à peine jaunes, tassées les unes contre les autres.

Même traitement.

17. — Les croûtes s'effritent ; tombées par place, elles découvrent des surfaces polies à peine humides, mais encore fort rouges.

18. — Les cheveux ont été taillés ; à la partie postéro-supérieure médiane de la tête nous voyons se former de nouveau, par milliers, des bulles jaunâtres dont certaines sont à peine perceptibles. Les parties latérales restent humides, rouges, mais n'ont point de bulles.

Derrière l'oreille gauche nous découvrons, le long du bord interne du muscle sterno-cléido-mastoïdien, un ganglion dur et roulant sous le doigt.

L'évolution dentaire se continue normalement ; pas de nouvelle éruption de dents.

Nous prenons à nouveau quelques cheveux dans le but de faire un nouvel examen microscopique qui reste négatif comme le premier.

23. — Apparition à la nuque de bulles vésiculeuses très disséminées, de dimension plus considérable qu'ailleurs, entourées d'une aréole rouge à peine diffuse. Nous faisons du contenu de ces vésicules, que nous pourrions prendre pour des vésico-pustules dues au parasite, un examen microscopique qui ne donne d'ailleurs pas de résultat.

La première grosse molaire inférieure gauche est sortie de quelques millimètres à peine.

25. — Les bulles vésiculeuses de la nuque sont remplacées par des croûtes à peine humides.

30. — Aspect général très amélioré ; l'eczéma a très sensiblement pâli ; les croûtes ont perdu de leur humidité.

Le ganglion du sillon auriculaire a maintenant les dimensions d'un pois chiche, mais est toujours dur et résistant.

2 juillet. — Nouvel examen microscopique donnant encore un résultat négatif.

6. — L'aspect général se maintient très amélioré.

En présence du résultat toujours négatif de nos examens microscopiques, nous décidons de faire, sur *agaric simple*, l'ensemencement de quelques cheveux et de quelques croûtes.

10. — Nous faisons, en attendant le résultat des cultures que nous avons entreprises, un nouvel examen microscopique. Parmi plusieurs cheveux que nous faisons passer sous le champ du microscope, nous en trouvons un dont l'extrémité nous apparaît absolument dissociée par des corpuscules arrondis à double contour, réfractant très fortement la lumière et présentant en somme tous les caractères des spores faviques. Malgré d'attentives recherches, il ne nous est pas possible de découvrir sur cette préparation des traces de mycélium, mais les caractères propres des spores nous paraissent trop nets pour ne pas nous permettre d'affirmer la présence du favus. Notre examen est d'ailleurs contrôlé et vérifié par les aides de M. le docteur Baumel.

11. — Malgré la précaution prise de ne mettre nos cultures qu'à l'étuve de 20°, nous ne constatons dans les tubes ensemencés que l'existence de microorganismes, et ne trouvons aucune trace de champignon. Le résultat de l'expérience reste donc négatif, en ce qui concerne du moins les parties soumises à la culture.

Un premier fait nous frappe dans cette observation : c'est la difficulté que nous avons eue à retrouver, à l'aide du microscope, la teigne favique que nous savions de façon pertinente avoir existé, et que nous soupçonnions d'exister encore. Cette difficulté même nous a montré qu'une teigne ancienne (cinq ans), traitée deux ans durant, peut, si elle n'est guérie, se cantonner, tout au moins en quelque sorte, dans des points spéciaux. Il ne faut donc pas se contenter, lorsqu'on a des raisons sérieuses pour croire à la présence du parasite, d'un ou deux examens qui autoriseraient une fausse affirmation. Après de multiples examens, nous avons eu la bonne fortune d'arriver à une démonstration importante que nous avons d'ailleurs poursuivie par tous les moyens à notre disposition. C'est dans ce seul but que nous avons tenu à essayer des cultures, et quoique ces cultures ne nous aient donné qu'un résultat négatif, ce résultat ne peut nous surprendre. Nous n'avons d'abord peut-être pas ensemencé des cheveux malades, mais, en second lieu, ces cultures de parasites teigneux ne donnent souvent, quelques précautions que l'on prenne et malgré la présence avérée de ces parasites sur les croûtes ou cheveux ensemencés, aucun résultat probant, envahies qu'elles sont par les microorganismes qui empêchent le développement des champignons en les étouffant en quelque sorte. Dans ce cas particulier, et à cause même de la présence d'un eczéma sur la tête de notre sujet, ces microorganismes étaient encore plus nombreux qu'à l'état normal, et leur énorme pullulation sur l'agaric n'a, par conséquent, rien qui puisse étonner.

Notre observation nous paraît néanmoins établir qu'à la teigne est venu se surajouter un eczéma qui enraye depuis longtemps le traitement normal de cette teigne.

Cet eczéma, malgré une médication appropriée, se reproduit avec une extrême ténacité, ce qui n'a pas lieu de nous surprendre, étant données les conditions d'évolution dentaire dans lesquelles se trouve notre jeune malade, et c'est là une confirmation du fait énoncé précédemment, relatif précisément à la ténacité de ces eczémas dans leurs rapports avec le travail de dentition.

Cette observation nous paraît, en outre, intéressante, parce qu'elle montre comment un eczéma du cuir chevelu, se développant dans ces conditions spéciales, peut prendre une extension et une intensité assez considérables pour masquer entièrement l'affection teigneuse la première en date. C'est au point qu'un praticien même exercé, s'il n'était prévenu des antécédents ou aidé de commémoratifs, pourrait ne croire qu'à l'existence du seul eczéma et ne pas songer un instant à la possibilité d'une affection parasitaire favique ou autre.

Il n'est point enfin jusqu'à l'intensité de cet eczéma, plus considérable à gauche qu'à droite, et en relation directe avec le travail de dentition, précisément plus actif lui-même à gauche, qui ne nous paraisse intéressante à signaler comme preuve, à l'appui des raisons anatomiques sur lesquelles nous avons basé notre essai pathogénique de l'eczéma de dentition.

Observation II

(PERSONNELLE)

(Recueillie à la clinique des maladies des enfants dans le service de M. le professeur agrégé BAUMEL).

Gaston S..., âgé de quatre ans, se présente à la consultation externe de l'Hôpital Général, le 6 juillet 1896.

La tête de cet enfant est parsemée de plaques croûteuses d'inégale grandeur; ces plaques siègent un peu sur tous les points, mais sont plus nombreuses au vertex et sur les parties postéro-latérales. Les croûtes qui recouvrent ces plaques n'ont pas une grande épaisseur; elles sont légèrement humides et de teinte jaune ou grise ; elles n'ont qu'une odeur fort peu appréciable.

Ces croûtes ayant en somme un aspect intermédiaire entre celles des teignes et celles de l'eczéma, on recueille, en divers points, croûtes et cheveux pour en faire l'examen microscopique.

La mère ne voulant point laisser son enfant à l'hôpital, on lui conseille de faire d'abord tailler les cheveux ras et d'appliquer ensuite des cataplasmes de farine de lin.

L'examen microscopique, pratiqué le même jour, démontre l'existence de nombreux spores dans l'épaisseur des croûtes ou des cheveux recueillis, et fait diagnostiquer l'existence d'une teigne favique à laquelle les caractères objectifs n'avaient pas permis de songer de façon certaine.

10. — L'enfant est ramené à la consultation ; on a exécuté les

prescription du jeudi précédent et les croûtes ont disparu. Aux places qu'elles occupaient, le cuir chevelu est rouge et humide et cette rougeur érythémateuse, sans s'étendre toutefois à la totalité de cuir chevelu, dépasse notablement les portions précédemment recouvertes par les croûtes.

La mère, sur notre demande, nous donne les renseignements suivants : l'enfant avait de dix-huit à vingt mois et poussait encore des dents, lorsque la mère, le portant sur ses bras, fit dans un escalier une chute grave qui eut comme conséquence pour elle une fracture de jambe. L'enfant prit à ce moment une telle frayeur que longtemps après encore il refusait de se laisser prendre sur les bras d'une personne quelconque.

La mère et la famille n'hésitèrent pas à faire de cette frayeur même, qu'avait eue l'enfant, la cause première de ce qui fut constaté à quelques jours de là, alors que nous ne devons pour notre compte y voir qu'une simple coïncidence.

Quelques jours plus tard, en effet, on découvrit, sur la partie latérale droite de la tête, une petite plaque, grande comme une pièce de 50 centimes, recouverte de croûtes, et qui laissait suinter un liquide inodore, mais assez abondant. Attribuant, avons-nous dit, à la seule frayeur, l'apparition de cette plaque, on se contenta de la laver soigneusement avec de *l'eau de feuilles de noyer ou de laurier*. Mais bientôt parurent d'autres plaques analogues qui se disséminèrent un peu partout. La mère alors vit un médecin de la ville qui prononça le mot d'*eczéma* et ordonna, après lavages antiseptiques, d'appliquer sur ces plaques de la pommade au précipité rouge.

Cette pommade, au dire de la mère, faisait sécher les croûtes, mais, à mesure que les croûtes séchaient, elle s'apercevait que l'enfant pâlissait devenait « verdâtre » (*sic*). Aussi jugeant qu'il valait mieux ne point faire *rentrer ces humeurs* (*sic*), elle abandonna tout traitement et recommença ses lavages à l'eau de laurier, lavages qu'elle a continués d'ailleurs jusqu'au jour où elle a conduit son enfant à la consultation de l'hôpital.

Ayant à cette seconde visite la certitude, de par l'examen microscopique, qu'il s'agissait bien d'une teigne favique, nous avons fait des recherches dans le but d'établir la contagion. Ce jeune enfant ne va point à l'école et ne joue guère qu'avec son frère un peu plus âgé que lui. Dans la maison qu'il habite et chez ses parents même, il y a plusieurs chats qu'il prend souvent sur ses genoux, et entr'autres il est un de ces chats qui, à divers moments, perd son poil par plaques sur différentes parties du corps. Il n'y aurait rien de surprenant que ce chat fût porteur du parasite et que ce soit lui précisément qui ait été la cause première, l'agent direct du contage.

En même temps que son plus jeune enfant, la mère, ce même jour, amène son autre fils, âgé de deux ans de plus, qui présente au vertex de la tête une plaque grande comme une pièce d'un franc. Elle était recouverte d'une croûte jaune que la mère a fait tomber par l'application d'un cataplasme.

Le cuir chevelu, à ce niveau, présente un aspect luisant, sec, à peine rouge.

L'examen microscopique de quelques cheveux est concluant en faveur de la teigne favique.

Ici, la contagion peut être due au contact du frère, ou peut-être aussi à celui de l'animal.

Ces deux enfants entrent comme externes pour recevoir des soins réguliers à l'hôpital.

15 juillet. — Nous revoyons notre jeune malade, pour lequel on s'est jusqu'ici contenté de lavages antiseptiques. L'érythème persiste ; la tête est généralement humide et légèrement suintante.

Aucun travail de dentition ne paraît encore commencé.

Il nous a paru intéressant d'insister sur cette observation au double point de vue de la complication d'un eczéma par la teigne et de la coexistence de ces deux affections.

Si nous analysons, en effet, d'un peu plus près l'origine même de l'affection première en date, faussement attribuée par la mère à une frayeur, nous y reconnaissons le type d'un eczéma de première dentition. Dans ces changements, que la mère croyait apportés au facies de l'enfant par la médication même, nous retrouvons dans toute leur netteté ces alternatives de pâleur et de rougeur si bien décrites par M. le docteur Baumel, comme accompagnant le travail de dentition.

Survient une cause de contagion et la teigne se développe avec intensité sur ce terrain admirablement préparé.

Quant à la persistance de l'eczéma, en dehors de tout travail de dentition, le travail de première dentition étant depuis
longtemps terminé et celui de seconde n'étant pas, vu l'âge
de l'enfant (quatre ans à peine), vraisemblablement commencé,
on peut l'attribuer au défaut de traitement même que la mère
avoue avoir volontairement suspendu.

Cette observation nous paraît, en plus, instructive au plus
haut degré, à cause de la difficulté même qu'on a eue le premier jour à se prononcer entre un eczéma ou une teigne. On
pouvait, semble-t-il, penser également à chacune de ces deux
affections, et les caractères objectifs n'avaient pas une netteté suffisante pour permettre une appréciation dans un sens
plutôt que dans un autre.

Observation III

(PERSONNELLE)

(Recueillie à la clinique des maladies des enfants dans le service de
M. le professeur agrégé BAUMEL.)

Louis A....., quinze ans.

Cet enfant vient, depuis trois ans, se faire traiter dans le service
des Teigneux, mais de façon très irrégulière. Il fait des séjours quelquefois assez prolongés, mais se retire aussitôt qu'il semble se produire dans son état une légère amélioration. Il a subi de nombreuses
épilations, mais, au dire du personnel du service, qui est resté le même
depuis que cet enfant est venu pour la première fois, sa tête a toujours
plus ou moins saigné pendant cette opération. D'ailleurs, sur les
registres du service figure, en face de son nom, à la colonne
Diagnostic, la mention : « Teigne Eczémateuse ».

Lorsque nous le voyons, personnellement, pour la première fois le
20 juin 1896, nous remarquons, sur la partie gauche du vertex de la
tête, une plaque grande comme une pièce de deux francs, de couleur
jaune soufre, recouverte de croûtes légèrement humides et, par
endroits, de petites vésicules. Certains cheveux, avoisinant cette

plaque, présentent à leur émergence une bulle vésiculeuse de même aspect.

Malgré de minutieuses recherches l'examen microscopique reste, ce même jour, négatif ; nous ne trouvons ni spores ni mycélium.

La détersion est prescrite.

25. — La détersion pratiquée, les croûtes tombées, la plaque atteinte offre une surface rouge, humide, érythémateuse, et cet érythème s'étend, quoique avec une moindre netteté, aux parties avoisinantes.

La dentition est complète, mais la dernière molaire supérieure gauche n'est pas encore à niveau.

Nouvel examen microscopique négatif.

27. — Nous faisons, avec des cheveux recueillis sur ce sujet, une culture sur agaric lactosé.

4 juillet. — Le résultat des cultures est négatif.

10. — Nouvel examen microscopique d'une croûte de petite dimension, découverte sur un point isolé et des cheveux entourant cette croûte.

Le résultat demeure toujours négatif.

L'épilation est difficile et doit être faite avec beaucoup de précautions, car les cheveux d'abord se cassent facilement, et, en second lieu, il se produit de petites hémorragies.

Nous ferons d'abord, à l'égard de cette observation, les même remarques que nous avons faites au sujet de notre observation I. Si la teigne, qui a certainement existé à un moment donné, puisque seuls sont admis dans le service des Teigneux les enfants nettement atteints de cette affection, et que cet enfant a été, à plusieurs reprises, admis dans ce service, si la teigne, disons-nous, existe encore, elle s'est cantonnée dans des points tellement spéciaux et restreints, qu'il ne nous a pas été possible de la déceler. Quoique nos examens réitérés aient été tous négatifs, quoique les cultures n'aient rien donné, nous ne nous croyons pas de façon absolue autorisé à nier l'existence de la Teigne, et cela, pour les raisons longuement énumérées plus haut.

En admettant toutefois que les traitements réitérés aux-
quels a été soumis ce sujet aient eu raison de l'affection parasitaire, son observation ne nous a pas paru moins intéressante
à rapporter parce qu'elle est d'abord une preuve presque certaine de la coexistence des teignes et de l'eczéma que nous
n'avons pu constater, il est vrai, mais que des commémoratifs
sérieux nous permettent de considérer comme réelle.

Elle montre en second lieu combien il est nécessaire de faire
un examen approfondi pour éviter de prendre dans des conditions déterminées une teigne pour un eczéma, et récipro-
quement, à cause même de leur similitude.

Enfin, elle fait voir la ténacité de l'eczéma tant que l'évolution dentaire n'est pas complètement parachevée.

Observation IV

(PERSONNELLE)

(Recueillie à la clinique des maladies d'enfant, dans le service de M. le
professeur agrégé BAUMEL.)

Raymond G..., douze ans.

Entré dans le service des Teigneux à l'Hôpital Général, le 12 juin
1896.

Le début de l'affection remonte environ à un an ; cet enfant n'a
jamais été soigné. A son entrée, la tête est entièrement recouverte de
croûtes épaisses de couleur grise et d'aspect plâtré, s'avançant en
avant jusque sur le front ; sur les parties latérales elles descendent
jusqu'à deux ou trois centimètres des oreilles et en arrière jusqu'à
la nuque. Sur les parties antérieures et latérales, elles décrivent des
sortes de festons.

Pas de godets vu la vétusté des croûtes, mais une odeur de souris
absolument nauséabonde.

L'examen microscopique, fait le jour même de l'entrée, est concluant
en faveur du *Favus*.

ETAT DE LA DENTITION.— *Mâchoire inférieure.* — A gauche, la canine
est sortie mais n'est pas à niveau ; la deuxième grosse molaire pointe.

A droite, la canine est sortie mais n'est pas complètement à niveau ; la première petite molaire pointe ; la première grosse molaire perce à peine la gencive.

Mâchoire supérieure.— A gauche, la canine est à niveau ; la deuxième grosse molaire pointe à peine.

A droite, la canine est à niveau, la deuxième grosse molaire est en évolution.

TRAITEMENT. — Cataplasmes de farine de lin pour faire tomber les croûtes.

16 juin. — Les croûtes ne sont pas entièrement tombées, malgré l'application régulière des cataplasmes. Ce fait ne doit pas surprendre vu l'épaisseur même de ces croûtes.

20. — Les croûtes tombées découvrent une surface uniformément rouge envahissant la presque totalité du cuir chevelu et reproduisant la par ses contours les festons déjà signalés pour les croûtes. Pas de suintement mais seulement une légère humidité. Pas de bulles, pas de vésicules. On prescrit l'épilation.

22. — L'épilation a été commencée et à son occasion il s'est produit un écoulement de sang peu abondant d'ailleurs. L'érythème primitif persiste, mais l'humidité a disparu.

25. — L'épilation se continue sans encombre et ne provoque plus d'écoulement de sang. Seule la rougeur érythémateuse persiste, mais moins intense ; la tête est maintenant parfaitement sèche, pas de traces d'humidité.

3 juillet. — Etat toujours le même ; la tête reste rouge, mais son aspect est normal : elle est parfaitement sèche et le traitement par l'épilation et la pommade au *calomel* peut se continuer sans inconvénients.

Dans le cas particulier que nous venons d'exposer, il est deux éventualités possibles, car si, avant tout traitement, on ne pouvait croire à rien autre chose qu'à l'existence de la teigne, il n'en a pas été de même une fois ce traitement commencé et la tête détergée.

Ou bien alors la teigne ancienne, négligée, avec ses croûtes d'épaisseur considérable, a favorisé et entretenu le développement d'un eczéma, le sujet étant d'ailleurs dans des conditions d'évolution dentaire évidentes, et cet eczéma a subi une sorte d'arrêt dans son développement lorsque, par un traitement approprié, on a eu fait disparaître une des causes adjuvantes. Ou bien encore ces croûtes anciennes ont produit, par leur seule présence, une sorte de macération du derme capable de donner le change et qui, somme toute, ne pourrait bien être qu'un début d'eczéma, mais que l'on peut également considérer comme une cutite de macération.

Quoi qu'il en soit, ce cas nous a paru intéressant à signaler au point de vue du diagnostic et de l'hésitation bien légitime que des cas analogues seraient de nature à faire naître.

Observation V

(PERSONNELLE)

(Recueillie à la consultation externe de l'Hôpital Général dans le service de M. le professeur agrégé BAUMEL.)

Madeleine O..., onze ans.

Cette enfant se présente à la consultation de l'hôpital, le 3 juillet 1896.

Dans les cheveux qui, quoique fort longs, permettent néanmoins un examen sérieux on voit, pricipalement du côté de l'occiput, des îlots nombreux de croûtes, minces, sèches, de couleur jaunâtre. Pas d'odeur. Le cuir chevelu a une teinte uniformément rouge, mais pas nettement érythémateuse.

Dans le sillon occipito-auriculaire gauche siège un eczéma très net, avec pustules, suintement, croûtes humides. Cet eczéma empiète, d'une part, sur le cuir chevelu dans sa partie occipitale, d'autre part sur le pavillon de l'oreille.

A droite s'est déclaré, il y a un mois environ, un abcès des ganglions du groupe auriculaire postérieur qui a été ouvert et a longuement suppuré.

La mère ne peut fixer la date à laquelle elle a constaté l'apparition de croûtes dans les cheveux mais ces croûtes ont tous les caractères

de croûtes anciennes. C'est seulement lorsque les croûtes ont apparu
à l'oreille qu'elle s'est décidée à montrer son enfant.

Etat de la dentition. — Seules, pour le moment, les canines sont en
évolution apparente : la gauche inférieure est sortie de quelques millimètres, la droite pointe à peine. L'enfant est en tous cas en évolution
dentaire et l'eczéma qu'elle présente peut être nettement rattaché à
cette évolution même.

Nous avons tenu à relater cette observation qui nous paraît
montrer d'abord nettement les relations qui unissent l'eczéma
du cuir chevelu et l'évolution dentaire.

En second lieu nous y avons vu un exemple de simulation
de la teigne par l'eczéma du cuir chevelu, car les croûtes que
nous avons décrites et qui avaient envahi une partie de
ce cuir chevelu, auraient certainement prêté à confusion et
justifié en tous cas l'hésitation, si la présence de l'eczéma de
l'oreille gauche n'était venu lever les doutes.

IV

La coexistence des teignes et de l'eczéma, leur simulation possible établies, recherchons d'abord l'influence qu'une de ces deux affections, la première en date, peut avoir sur le développement de l'autre. Nous voyons que la teigne, par la désorganisation même qu'apporte dans tous les éléments du derme la pullulation de son parasite, devient une cause adjuvante de plus à ajouter à celles que nous avons dejà étudiées.

Le derme est en somme transformé en lieu de moindre résistance par le parasite qui l'habite, en désagrège les éléments constitutifs, anéantit la plupart de ses fonctions essentielles.

L'eczéma de son côté, s'il est le premier en date, forme, par ses amas de croûtes, de véritables nids où le parasite de la teigne peut se reposer et se multiplier à son gré ; par son suintement il agglomère et agglutine ces parasites et leur permet un plus facile développement.

Quelle que soit donc la date d'apparition d'une de ces deux dermatoses, elles peuvent jouer vis-à-vis l'une de l'autre le rôle de cause adjuvante et se prêter un mutuel appui pour favoriser leur évolution réciproque.

Si d'autre part nous nous demandons pourquoi la coexistence des teignes et de l'eczéma transforme en *têtes saignantes,* au point d'en faire de véritables *noli me tangere,* les têtes où on la constate, nous voyons que l'eczéma fait subir au derme et à tous ses éléments constitutifs une véritable macération. Il n'est point jusqu'aux parois des vaisseaux chargés de la nutrition de ce derme qui ne subissent cette sorte de macération, qui en les désorganisant les rend plus friables. Qu'un tiraillement léger soit exercé sur ces parois vasculaires, et c'est le cas dans l'épilation, et ces parois se déchireront, laissant échapper, en plus ou moins grande abondance, leur contenu. C'est ainsi, selon nous, que peuvent s'expliquer ces hémorragies répétées que nous avons dès l'abord signalées comme un sérieux obstacle à tout traitement de l'affection parasitaire.

En ce qui concerne la fréquence de la coexistence des teignes et de l'eczéma, nous ne pouvons donner que des chiffres très approximatifs basés sur des données récentes. Sur 35 teigneux, filles ou garçons, actuellement en traitement à l'Hôpital Général, nous en avons 3 chez lesquels nous la constatons ; soit environ 1 eczémateux sur 10 teigneux. Mais nous donnons cette appréciation sous toutes réserves ; des observations ultérieures permettant seules de donner une proportion plus scientifique.

DIAGNOSTIC

Nous écartons d'emblée les eczémas, de date récente ou non, mais en tous cas, en période évolutive aiguë facilement reconnaissable à leur rougeur érythémateuse et diffuse, à leurs vésicules ou vésico-pustules, à leur suintement, à leurs croûtes enfin molles, humides, jaunâtres, pour lesquels l'hésitation ne saurait être permise. Seuls, les eczémas anciens, passés à l'état chronique, sur le point de guérir et ayant, pourrait-on dire, épuisé l'excès de sucs nutritifs dont parle le professeur Potain, au point de ne plus offrir que peu ou point de suintement, au point de ne présenter que des croûtes sèches,

5

seuls, ces eczémas peuvent donner le change et prêter à la confusion.

Quoique dans ces cas spéciaux, le meilleur moyen de trancher sûrement la question soit d'avoir recours au microscope, qui jugera souverainement, nous devons nous demander s'il n'existe point certains caractères objectifs permettant de distinguer les croûtes de teignes de celles d'eczéma. Or, la question est souvent délicate à résoudre.

Sans doute, la teigne favique dont nous nous occuperons d'abord a pour elle les godets, la couleur jaune soufre et une odeur spéciale nauséabonde ; mais combien de fois trouve-t-on ces caractères réunis au complet sur une tête favique ? Le grattage, le frottement de la coiffure, la vétusté des croûtes ont vite fait disparaître les godets ; la couleur jaune s'altère assez rapidement et il n'est pas jusqu'à l'odeur qui ne s'atténue avec le temps.

L'erreur ne peut subsister ni avec la pelade ni avec la tricophytie, puisqu'ici nous ne trouvons point de croûtes.

L'eczéma, d'autre part, dans les conditions où nous nous plaçons, a pour lui des croûtes sèches d'un gris jaune, exhalant parfois une odeur spéciale qui peut en imposer ; il peut être comme le favus diffus ou circonscrit. Il y a sans doute en faveur de l'eczéma les commémoratifs qui ont une réelle valeur, si on peut les avoir précis ; le mode de début peut mettre sur la voie. Mais, outre que ces renseignements font souvent défaut, ils ne sont pas, en tous cas, donnés avec une netteté suffisante pour entraîner la conviction et nous avions bien raison de dire que seul, le microscope pouvait sûrement trancher la question.

Ces caractères différentiels ont encore moins de netteté si teignes et eczéma coexistent et nous doutons même qu'à cette période, il soit possible en se basant sur les seuls caractères objectifs d'affirmer cette coexistence.

L'examen microscopique lui-même peut n'être dans ces cas probant qu'après plusieurs essais, et ce serait une faute de se contenter d'un ou deux examens négatifs. Il est bon de prendre des croûtes et des cheveux sur toutes les parties atteintes, et il ne sera pas rare de découvrir le parasite cantonné en un point restreint; c'est d'ailleurs ce qui s'est produit pour notre observation première.

Si la distinction entre l'eczéma du cuir chevelu et la teigne par le seul aspect des croûtes, si leur coexistence, dans certains cas, sont choses délicates à établir, il peut se produire, lorsque le traitement est en cours, une série de phénomènes qui, inhérents à la teigne seule ou à son évolution, peuvent en imposer et faire croire à un eczéma la compliquant.

Notre observation IV a trait à une teigne favique longtemps négligée et laissée sans soins. Par la description même que nous avons donnée de la tête du sujet après la chute des croûtes, nous avons montré combien, à ce moment, une méprise eût été facile. Aujourd'hui, tout est rentré dans l'ordre, avons-nous dit; la rougeur seule persiste et le cuir chevelu est parfaitement sec; nulle part on ne rencontre de suintement, et l'épilation qui, les premiers jours, a été difficile, se poursuit actuellement sans encombre.

Le mieux, dans des cas analogues, et avant de porter un jugement trop hâtif, est d'attendre l'évolution même de ce prétendu eczéma, qui n'est en réalité qu'une cutite de macération, résultat de la vétusté seule des croûtes. Dans ce dernier cas, en effet, tout rentrera promptement dans l'ordre et ne permettra pas au doute de subsister longtemps.

Ne considérant, d'autre part, que la rougeur, on pourrait croire à l'existence d'un eczéma sur des têtes épilées; mais, outre que cette rougeur est limitée aux portions épilées, elle ne s'accompagne jamais du moindre suintement, si ces têtes sont simplement teigneuses, et ici un simple examen, aidé du commémoratif d'épilation, permettra d'éviter l'erreur.

Le premier stade du développement de l'eczéma est, avons-nous dit en le décrivant, la formation de bulles ou de vésicules jaunâtres qui sont parfois très clairsemées et d'autres fois, au contraire, comme nous l'avons décrit dans notre observation I, réunies par milliers. Lorsqu'on observe cette myriade de vésicules jaunes, le doute ne saurait subsister, et l'existence de l'eczéma est certaine ; mais lorsque ces bulles sont moins nombreuses, moins confluentes, on peut les confondre avec des collections purulentes qui caractérisent la cutite d'épilation et les confondre avec d'autant plus de raison que ces collections purulentes peuvent reposer sur un fond érythémateux, sec, luisant et poli, il est vrai. Il est bon, dans ces cas, de s'aider de commémoratifs, de s'assurer que la manœuvre épilatoire n'entraîne pas d'écoulement de sang ; si le doute subsistait, l'évolution même de ces collections purulentes, leur guérison rapide ne laissant après elle ni suintement, ni rougeur, suffiraient à le lever.

Dans d'autres cas plus rares, il est vrai, le parasite des teignes réalise, pour son propre compte, de petites collections vésiculeuses, des sortes d'enchâtonnements que l'on pourrait prendre pour des bulles eczémateuses. Mais outre que ces collections parasitaires sont parfaitement isolées, qu'elles sont entourées de peau saine et nullement suintante, un examen microscopique viendrait rapidement juger la question si ces cas paraissaient suspects.

Le diagnostic de coexistence des teignes et de l'eczéma n'est pas, on le voit, sans offrir quelques difficultés, et on ne saurait s'entourer d'assez de précautions avant de se prononcer dans un sens déterminé.

D'une façon générale, en tout cas, si la distinction est par trop délicate, il est bon de s'assurer de l'état de la dentition, et, si l'on a quelques raisons pour suspecter l'eczéma, le degré d'évolution dentaire permettra, dans bien des cas, de trancher positivement la question : nous croyons avoir, en effet, suffisamment montré le rôle prépondérant que joue ce travail de dentition dans l'apparition des eczémas du cuir chevelu, pour avoir à compter avec lui et lui imputer cette complication de la teigne, sur laquelle nous nous sommes longuement étendu.

TRAITEMENT

Si nous avons insisté sur le diagnostic différentiel des teignes et de l'eczéma, si nous nous sommes étendu sur leur coexistence ou leur similitude possibles, c'est dans le seul but de mettre le clinicien en garde et de lui indiquer la conduite thérapeutique qu'il nous paraît le plus rationnel de tenir en présence de cas analogues.

Les têtes atteintes de ces deux affections sont rapidement transformées par l'épilation en *têtes saignantes* et deviennent, nous l'avons dit, de véritables *noli me tangere*. D'où l'obligation de suspendre cette épilation, sans laquelle, cependant, on ne peut espérer mener à bonne fin le traitement des teignes.

On pourrait, si l'on n'était prévenu, négligeant cet écoulement de sang, qui n'est d'ailleurs jamais très abondant, passer outre et continuer la manœuvre épilatoire. Mais ce serait exposer d'abord le sujet à d'inutiles souffrances et l'exposer, surtout aussi, à des complications inflammatoires plus graves.

Nous l'avons dit incidemment plus haut, au cours des recherches faites dans le but de découvrir à l'eczéma un microbe ou un parasite propre, on a rencontré dans les vésicules de cet eczéma à peu près tous les microorganismes et plus parti-

4

culièrement les agents pathogènes des suppurations. Ne doit-on pas, dans ces conditions, redouter d'ouvrir à l'infection des portes multiples, de créer et d'entretenir un terrain des plus favorables à l'évolution, à la pullulation de ces agents pathogènes, et, par l'intermédiaire des vaisseaux lésés, ne doit-on pas craindre leur propagation? Cette considération fait au praticien un devoir d'adopter, pour ces cas spéciaux, une ligne de conduite thérapeutique spéciale que nous allons essayer de décrire.

Elle consiste à traiter d'abord l'eczéma pour s'occuper ensuite de la teigne.

Pour le traitement de l'eczéma, la première condition à remplir est la détersion. On fait, dans ce but, tailler les cheveux aussi ras que possible, puis appliquer sur les croûtes, pour les ramollir et les faire tomber, soit des cataplasmes faits avec de la fécule de pomme de terre ou avec de la farine de lin, soit du taffetas gommé imperméable.

Les croûtes tombées, on pratique des lavages généraux de la tête avec un liquide antiseptique dont la toxicité ne soit pas trop considérable. L'acide borique est l'antiseptique qui nous paraît le mieux convenir et il doit être employé en solution à 3 ou 4 pour 100.

Après avoir bien lavé ces têtes, on les enduit d'une pommade à l'iodoforme comprenant :

> Vaseline . . . . . 30 grammes
> Iodoforme. . . . . 2 ou 3 grammes.

Ces lavages et ces onctions doivent être répétés une, sinon deux fois par jour.

On prescrit en même temps, suivant l'état des sujets, des toniques, une bonne alimentation bien régulière et l'on administre, pour soutenir et activer le travail de dentition, du lacto-phosphate de chaux en solution à 5 pour 100, à prendre aux repas dans la boisson, une cuillerée le matin et autant le soir.

Sous l'influence de ce traitement, on voit l'érythème pâlir, l'humidité et le suintement devenir moins considérables. L'eczéma ne se reproduit que faiblement et les bulles vési-culeuses deviennent de plus en plus clairsemées.

On peut donc, en somme, par ce traitement bien conduit, amener, sinon une guérison définitive, tant que l'évolution dentaire n'est pas terminée, du moins une amélioration suffisamment durable pour permettre de s'attaquer aux parasites et de commencer le traitement de la teigne.

La condition première de ce traitement est l'épilation, qui doit s'étendre à tout le cuir chevelu. Cette épilation doit être soigneusement faite avec des pinces à pointes mousses, dites pinces de Bazin. Il est indispensable de saisir les cheveux un par un, de n'exercer sur eux qu'une traction modérée, suivant leur axe, pour éviter de les casser en deux et de laisser dans le derme une partie du tube pileux chargé de spores.

Après chaque séance d'épilation, ou même journellement, on applique sur la tête épilée des pommades mercurielles, soit au calomel, soit au turbith minéral, faites dans les proportions suivantes :

Vaseline . . . . 30 grammes
Calomel ou turbith minéral . . 4

Ces pommades ont chacune une indication spéciale.

Lorsque les têtes habitées par les parasites teigneux sont rouges, que cette rougeur provienne, non d'un eczéma mais soit d'une cutite d'épilation, soit d'une cutite de macération chez les sujets laissés longtemps sans traitement, on se trouvera bien de la pommade au calomel, à cause de la double action désinfectante et antiphlogistique de ce composé mercuriel.

Au contraire, pour les têtes normales, il vaudra mieux employer le turbith minéral, à cause de la double action parasiticide exercée, d'une part, par le mercure, d'une autre, par le soufre. Mais le soufre, s'il n'est pas susceptible de créer une cutite est, tout au moins, capable de l'entretenir, et c'est la raison pour laquelle il faut éviter d'en faire l'application sur des têtes déjà enflammées.

Ces onctions faites suivant leurs indications spéciales, le mieux est de recouvrir les têtes de coiffures légères, en toile cirée par exemple.

Ajoutons que l'épilation, pour être efficace, doit être répétée toutes les six semaines environ, et la durée, pour une épilation totale, est d'une semaine environ.

Le double traitement de l'eczéma d'abord, de la teigne en second lieu, compris et dirigé comme nous venons de le dire succinctement, nous paraît devoir donner de bons résultats et hâter la guérison de l'une et de l'autre des deux affections.

Si, négligeant l'eczéma, on ne s'occupe que de la teigne, on exposera, par l'épilation, le malade aux complications infectieuses que nous avons signalées ; et, en outre, on placera l'eczéma dans les meilleures conditions voulues pour son extension, et on risquera de prolonger indéfiniment la durée de son évolution.

Le mieux est donc de n'avoir d'abord en vue que l'eczéma, et, dès que, par un traitement sérieusement conduit, on sera parvenu à une amélioration suffisante, sinon à une guérison complète, on pourra alors appliquer à la teigne le traitement rationnel qui lui convient.

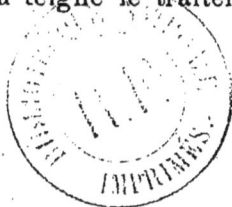

CONCLUSIONS

1° L'eczéma du cuir chevelu, chez l'enfant, peut compliquer ou simuler la teigne ;

2° Les têtes eczémateuses ou tinéo-eczémateuses présentent un aspect spécial surajouté, propre à l'eczéma, et se révèlent à l'épilation comme *têtes saignantes* :

3° Cet eczéma, compliquant ou simulant la teigne, est lié à l'évolution dentaire (deuxième dentition) ;

4° Le traitement consiste à combattre d'abord l'eczéma pour pouvoir s'attaquer ensuite efficacement à la teigne.

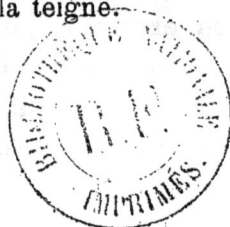

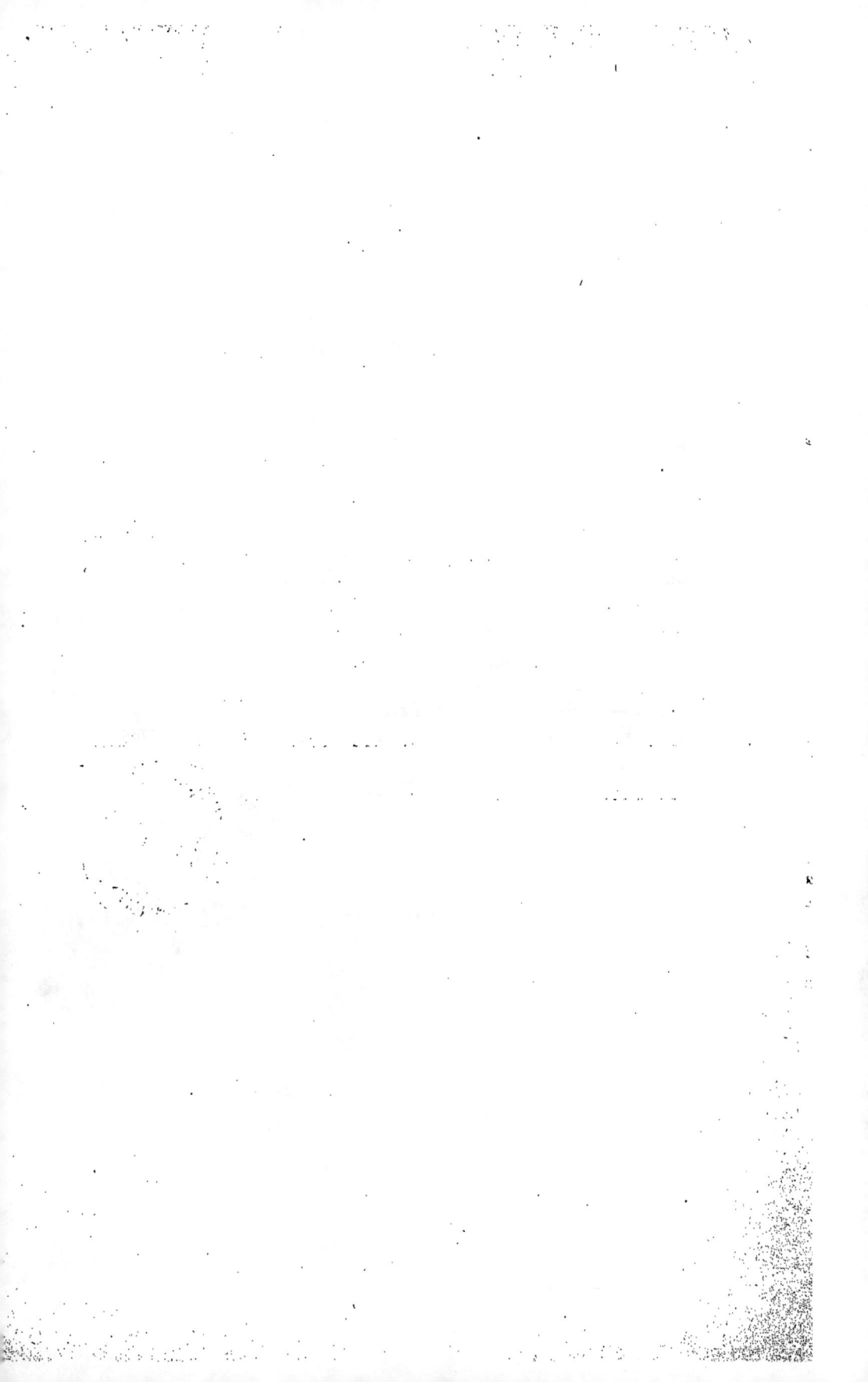

INDEX BIBLIOGRAPHIQUE

—

Bazin. — Article Dermatose. — Dict. Dechambre.

Brocq et Jacquet. — Précis de Dermatologie.

Baumel. — Leçons de Clinique Infantile.

Duplay. — Union médicale, 1879.

Tédenat. — Thèse d'agrégation, 1880.

Arnozan. — Thèse d'agrégation, 1880.

Leloir. — Thèse de Doctorat. Paris, 1881.

Baumel. — Histoire d'une première dentition (Montpellier Médical, 1888.

Delassus. — Thèse de doctorat (Montpellier, 1893).

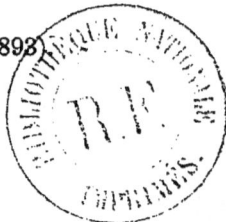

—

211

www.ingramcontent.com/pod-product-compliance
Lightning Source LLC
Chambersburg PA
CBHW070841210326
41520CB00011B/2305